AF586820

CIRRHOSE

ATROPHIQUE LENTE DU FOIE

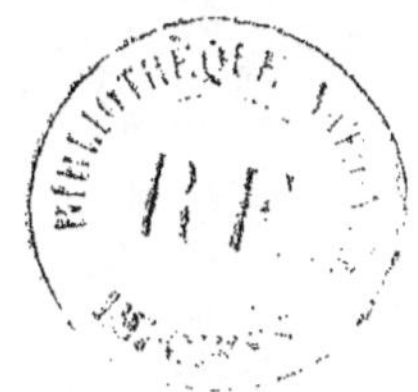

PAR

Augustin PÉLISSIER

ANCIEN INTERNE A L'HOPITAL DE TOULON

DOCTEUR EN MÉDECINE

MONTPELLIER

IMPRIMERIE G. FIRMIN, MONTANE ET SICARDI

Rue Ferdinand Fabre et quai du Verdanson

1904

A MON PÈRE ET A MA MÈRE

Faible témoignage de ma profonde reconnaissance.

A LA MÉMOIRE DE MA TANTE AUGUSTINE JEAN

A. PÉLISSIER.

A MES MAITRES DE LA FACULTÉ
DE LYON

A MES MAITRES DE L'ÉCOLE
DE MARSEILLE

A MES MAITRES DE LA FACULTÉ
DE MONTPELLIER

A MES AMIS DE L'HOPITAL
DE TOULON

A MON PRÉSIDENT DE THÈSE
MONSIEUR LE DOCTEUR CARRIEU
PROFESSEUR DE CLINIQUE MÉDICALE A LA FACULTÉ DE MÉDECINE DE L'UNIVERSITÉ
DE MONTPELLIER

A. PÉLISSIER.

AVANT-PROPOS

Parmi les épreuves probatoires du doctorat en médecine, s'il en est une qui offre des difficultés aux candidats, c'est certainement la dernière. N'ayant jamais la maturité pour choisir et traiter un sujet, l'aspirant au doctorat doit s'adresser aux lumières de ses maîtres. Ceux à qui leur bonne fortune permet de suivre intégralement les cours et les cliniques des Facultés trouvent facilement, sur les indications des professeurs, des sujets qui peuvent intéresser par leur nouveauté et leur inédit. Grâce à l'adjonction du laboratoire, ils peuvent étayer les faits cliniques de recherches scientifiques de tout genre, indispensables maintenant à une monographie médicale.

Tel n'est pas le cas de ceux qui préludent à la pratique de la carrière médicale par un stage d'internat dans une ville dépourvue de Faculté. Sans doute, ils se rompent de meilleure heure à la pratique de leur art ; mais, quand vient le moment de traiter un sujet de thèse, ils se trouvent naturellement très perplexes. Ce n'est pas que dans une grande ville et un grand hôpital comme celui de Toulon les malades et par conséquent les cas curieux ne puissent se rencontrer, mais quelles considérations pourraient dicter le choix du clinicien.

Quel que soit, d'ailleurs, le sujet qu'il aborde, il est sûr de faire et de présenter un travail qui offrira bien des lacunes. La partie afférente au laboratoire y sera forcément amoindrie. La bibliographie souffrira encore davantage, puisque la bibliothèque de l'hôpital en fera seule les frais.

Aussi, peut-on quelquefois avancer comme inédits des faits ou des commentaires publiés depuis longtemps.

Heureusement, le hasard sert quelquefois le candidat embarrassé en le mettant en présence de cas qui se signalent tout au moins par leur étrangeté. C'est ainsi que, pendant notre stage d'internat, toutes les fois que l'ordre de service nous ramenait à la salle des fiévreux, nous étions toujours surpris de retrouver, seul survivant des malades vus jadis, un cas de cirrhose atrophique du foie.

L'observation s'imposait encore à nous par ce fait qu'il réclamait, tous les quinze jours et parfois plus souvent, notre intervention pour l'évacuation de son ascite. Autour de lui, en outre des malades ordinaires, il voyait disparaître tous les cirrhotiques qu'accueillait l'hospitalisation, cirrhoses cardiaques, cirrhoses hypertrophiques, cirrhoses atrophiques enfin, par conséquent dérivant du même processus. Si nous ajoutons que ce malade nous offrait un flux hydropique d'une abondance exceptionnelle, on comprendra que ce cas pathologique ait hanté notre esprit comme une sorte d'obsession, et qu'après nous avoir fourni les éléments d'une étude et d'une observation clinique, il soit devenu tout naturellement l'objet principal de notre thèse inaugurale.

Ce cas rompt avec les idées exprimées dans les traités classiques, qui n'attribuent qu'une survie de quinze mois à deux ans aux cas de cirrhoses confirmées avec ascite, tandis que depuis cinq ans ce malade résiste à la maladie, n'offrant à l'observateur qu'une dégradation insensible dans son coefficient de vitalité, et si bien que l'on ne peut prévoir le terme fatal de l'affection.

Grâce au trocart, ce malade se débarrasse périodiquement de l'ascite, le seul symptôme qui le gêne, et reprend, après chaque évacuation, ses occupations, sa vie de vieillard interné à l'hospice civil. Il peut même vaquer à ses fonctions de chef matelassier, qui réclament encore une certaine activité.

Ce qui frappe donc dans cette maladie, c'est la lenteur excessive de l'évolution, et cela justifie le titre de « cirrhose atrophique lente du foie » que nous avons donné à notre travail. Nous avons trouvé la clef de cette énigme dans l'étude détaillée du malade, étude bien souvent négative et qui révèle tout au plus un amoindrissement des fonctions.

Sans empiéter sur le corps de l'observation, nous pouvons dire, d'ores et déjà, que le processus hépatique s'est révélé simplement par une diminution de la zone de matité et par un abaissement du taux uréogénique. Ce dernier symptôme étant de date relativement récente et les résultats de la percussion ne s'imposant point, il s'ensuit qu'au temps jadis on aurait fait de ce malade un cas d'ascite essentielle.

Toutes ces particularités que nous retrouverons en détail dans le cours de notre travail nous paraissent en définitive justifier cette monographie, que nous avons faite aussi consciencieusement que possible et que nous offrons aujourd'hui au suffrage bienveillant de nos juges.

Mais, avant d'entrer au cœur du sujet, qu'il nous soit permis au seuil de nos études, d'adresser nos plus sincères remerciements à tous nos anciens maîtres de la Faculté de Lyon, qui ont été nos premiers guides dans la carrière médicale. Nous adressons un souvenir ému à la mémoire du professeur Ollier, qui nous avait témoigné la plus grande bienveillance dans son service de chirurgie de l'Hôtel-Dieu. Que M. le professeur Villeneuve, de Marseille, veuille bien recevoir nos remerciements pour le profit que nous avons retiré des ses leçons cliniques pendant l'année d'externat passée dans son service.

Nous gardons un excellent souvenir de notre séjour à l'asile de Montperrin (Aix-en-Provence).

A Montpellier, nous avons écouté la voix de maîtres distingués. Nous les prions d'agréer l'expression de notre vive reconnaissance pour les savantes leçons qu'ils nous ont données.

Mais c'est vers l'hôpital de Toulon que retournent nos meilleurs souvenirs. Là, en même temps que nous y puisions l'enseignement pratique de la médecine, nous avons connu des amis, ce qui n'est pas moins appréciable.

Nos sentiments de gratitude vont tout particulièrement à M. le docteur Gueit, chirurgien des hôpitaux, ancien professeur à l'Ecole de médecine navale de Toulon, pour l'amabilité avec laquelle il nous aida dans le choix de notre travail et nous donna les renseignements utiles à sa rédaction.

M. le professeur Carrieu a daigné accepter la présidence de notre thèse ; c'est un grand honneur dont nous sommes profondément touché. Nous prions ce maître éminent de vouloir bien agréer l'assurance de nos sentiments de gratitude et de profond respect.

CIRRHOSE

ATROPHIQUE LENTE DU FOIE

OBSERVATION

Mingeaud François, né à Toulon le 2 décembre 1841, chef matelassier à l'hôpital civil.

Cet homme, faisant partie du personnel de l'hôpital, est entré, il y a plus de cinq ans, dans le service des hommes fiévreux pour des vomissements alimentaires succédant immédiatement aux repas. Après cette affection qui a duré six mois, et dont nous ne retrouvons pas traces dans les feuilles, l'ascite s'est déclarée et a constitué, pendant cinq ans, jusqu'à l'époque actuelle, le symptôme unique de la maladie. Il serait fastidieux de publier intégralement la date de toutes les ponctions et la quantité de liquide que l'on a retiré à chacune d'elles ; bien que ces chiffres aient été très exactement consignés sur la feuille clinique par le sujet lui-même, nous nous contenterons de donner le tableau suivant des moyennes par années :

En 1900, ponction	environ tous les	28 jours.	Quantité moyenne de liquide,	15 litres
— 1901,	—	30 —	—	18 —
— 1902,	—	15 —	—	19 —
— 1903,	—	11 —	—	15 —
— 1904,	—	7 —	—	14 —

Les chiffres extrêmes, durant ces cinq années, sont ceux-ci : en septembre-octobre 1900, il y a, d'une ponction à l'autre, un intervalle de soixante-cinq jours, et on ne retire que 13 litres de liquide ; en juin 1904, un intervalle de cinq jours et une quantité de liquide de 15 litres. On en est aujourd'hui à la 124me ponction, alors que les cas signalés comme les plus remarquables sont ceux de Lyons, qui pratiqua 36 fois la ponction chez un malade, et de Duhamel qui la pratiqua jusqu'à 53 fois. A l'heure actuelle, la quantité de liquide retiré atteint le chiffre de 1949 litres.

Nous passerons ici sous silence les antécédents personnels, attendu qu'il nous sera permis d'y insister dans un des chapitres suivants.

Examiné le 2 juillet 1904, après une ponction faite la veille, le malade présente les symptômes suivants :

Abdomen de batracien, flasque avec de la sérosité persistant dans les flancs ; cicatrice ombilicale transformée en un sac herniaire du volume d'une orange, contenant encore de l'épiploon ; la veinisation des parois abdominales en tête de Méduse est très prononcée. Jambes columnaires avec altération de la forme des articulations tibio-tarsiennes ; dureté ligneuse et refroidissement de la jambe droite et de la jambre gauche ; érythème peu accentué, remontant depuis les chevilles jusqu'au tiers supérieur du membre. Œdème des deux jambes ; moins considérable aux cuisses ; mais douleur au confluent de la saphène interne et de la crurale gauche, indiquant une coagulation dans cette veine : ébauche de phlegmatia rubra dolens, si l'on peut dénommer ainsi ce genre de phlébite.

En présence de ces phénomènes d'ascite et d'œdème des membres inférieurs, il est nettement indiqué d'examiner avec soin les trois grands appareils dont la lésion engendre l'hydropisie :

1° *Rein.* — Urines rares (250 grammes environ par jour), très foncées, colorées, transparentes, ne laissant pas de dépôt, avec léger nubicule ne révélant aucune trace d'albumine. (Voir au chapitre suivant : Analyse d'urine ; analyse microscopique des sédiments urinaires ; épreuve par le bleu de méthylène ; épreuve par le salicylate de soude.) Donc, intégrité de l'appareil rénal.

2° *Cœur.* — Le battement de la pointe du cœur est difficile à percevoir à la palpation.

Les parois thoraciques, légèrement œdématiées, gardent l'empreinte annulaire du stéthoscope ; la percussion, autant que ce moyen d'exploration, peu exact à notre égard, nous permet de le constater, dénote une aire plus étendue de la matité cardiaque.

L'auscultation nous révèle ce fait que les bruits du cœur sont : réguliers, sans souffle, mais faibles et comme lointains ; ce qui joint à l'augmentation de la matité, à la diminution du choc, nous permet d'affirmer qu'il y a un léger degré d'hydropéricarde.

3° *Foie.* — Après l'élimination de l'appareil rénal et de l'appareil cardiaque, le foie vient nous donner la clef du phénomène ascitique. En déprimant la paroi abdominale au-dessous du rebord des fausses-côtes, on ne peut aller trouver le bord inférieur tranchant ou mousse du foie. La percussion nous donne une diminution de la zone de matité qui n'a rien d'exagéré : sur la ligne sternale 6 centimètres ; sur la ligne mamillaire 7 centimètres, et sur la ligne axillaire 7 centimètres.

L'atrophie paraît n'être pas uniforme et être plus prononcée sur la ligne axillaire que sur la ligne mamillaire.

En revanche, la rate paraît considérablement hypertrophiée.

Il semble donc, par exclusion des autres organes et par examen concordant de l'état du foie et de la rate, qu'une cirrhose doive être mise en cause, comme l'affection génératrice de l'ascite.

Quant aux autres fonctions soit végétatives, soit de relation, elles paraissent absolument indemnes.

A l'examen extérieur, on constate un amaigrissement de la partie supérieure du corps, contrastant avec l'œdème des parties inférieures. L'idéation n'a subi aucune atteinte ; le malade raconte avec une netteté parfaite, voire même avec un langage imagé, tous les détails de son existence déjà longue. Pas d'hallucinations à l'état de veille; pas de rêves effrayants la nuit; pas de douleurs spontanées ; pas de douleur à la pression vainement cherchée au foie et aux mollets ; pas de trémulation des doigts ; pas d'ataxie des mouvements ; pas de steppage.

Le neurone moteur, sensitif et psychique est absolument indemne.

Notons que jamais la malade n'a eu d'ictère, ni acholie pigmentaire, et qu'il n'a une légère température (38°-38°5) que lorsqu'il essaye de reculer la date de la ponction.

Ses antécédents héréditaires sont sans importance.

ANALYSES

Nous avons réuni dans un chapitre spécial les quelques analyses et les quelques expériences dont notre malade a été l'objet. Nous les commenterons au fur et à mesure, et nous tâche-d'en tirer quelques conséquences théoriques ou pratiques.

Analyse du Sang

Prise du sang avec les précautions aseptiques ; fixation par l'alcool et l'éther ; coloration par le bleu de méthylène et l'éosine.

Au premier aspect sous le microscope, on constate une leucocytose assez prononcée, puisqu'on aperçoit facilement plusieurs globules blancs dans le champ. Ces globules blancs appartiennent presque tous à la catégorie des mononucléaires, et il faut quelque recherche pour arriver à trouver un polynucléaire. Pas de globulins. Pas de plaques nucléaires, pas de cellules d'Ehrlich. Pas d'hématozoaire de Laveran, même dans la forme en croissant, forme de chronicité et d'enkystement.

Cette analyse leucocytaire ne nous permet d'affirmer qu'une chose, c'est que le malade ne se trouve plus sous l'influence d'une intoxication paludique.

Analyses comparées de l'urine et du liquide ascitique, faites au Laboratoire Municipal (5 juillet) :

	Urine	Liquide ascitique
Couleur.	jaune orangé	jaune clair
Aspect	limpide	limpide
Densité + 15°. . .	1030	1012,5
Réaction.	très acide	faiblement acide
Urée.	20,83 °/₀₀	1,35 °/₀₀
Acide urique . . .	0,32 °/₀₀	0
Urobiline	Néant	Néant
Chlorure de sodium .	2,46 °/₀₀	5,91 °/₀₀
Albumine	Néant	10,5 °/₀₀
Glycose.	Néant	Néant
Mucène.	Néant	Présence

Ces analyses mises en regard de la production quantitative journalière d'urine (250 grammes) indiquent très nettement que l'élimination de l'urée est insuffisante. Car si l'urine en renferme une moyenne presque normale, la quantité totale d'urine étant considérablement diminuée, le déficit de l'urée lui est proportionnel. Il y a donc tout lieu de penser que la cause première est bien due à l'insuffisance uréogénique du foie qui depuis longtemps, notamment depuis les travaux de Brouardel, est considérée comme l'organe principal de la formation de ce principe azoté, l'imperméabilité rénale ne pouvant pas être invoquée, comme nous le verrons dans les expériences suivantes.

Analyse microscopique des sédiments urinaires

Les sédiments, rares, sont composés en majeure partie d'éléments cristallins de toutes formes, notamment de pierres tombales d'oxalate de chaux. Ils ne nous révèlent la présence d'aucun tube ; ce qui, joint à l'absence de l'albumine, à l'élimination normale du bleu de méthylène, nous indique que l'organe rénal n'est pas atteint dans sa constitution histologique.

Epreuve par le sucre (10 juillet)

On administre à Mingeaud 150 grammes de glycose pur. Les urines sont receuillies pendant vingt-quatre heures et, soumises à la réaction de Fehling, ne donnent pas de précipitation d'oxydule de cuivre ; ce qui indique que le glycose s'est fixé en partie dans le foie sous forme de glycogène et en partie a subi dans la circulation la modification glycolytique.

Ce fait tend donc à expliquer l'absence de glycosurie et l'intégrité partielle de la cellule hépatique.

Epreuve par le bleu de méthylène (16 juillet)

Bien que notre malade ne produise que 250 grammes d'urine par jour, et que «les hépatiques très oliguriques, dit Chauffard, ne soient pas justiciables de la méthode », nous avons tenté cette épreuve, qui, conformément à nos prévisions, ne donne aucun renseignement.

En effet, un cachet de bleu de méthylène de 0,10 centigrammes administré à 8 heures du matin, donne des urines colorées vers 10 heures et l'élimination continue « sans intermittence », en s'affaiblissant pendant 36 heures.

Le liquide ascitique retiré par la paracentèse ne donne aucune coloration bleutée.

Epreuve par le salicylate de soude (20 juillet)

Nous prescrivons deux cachets de salicylate de soude à 12 heures d'intervalle. Ils paraissent déterminer une sorte de gastro-entérite se traduisant par des selles, des vomissements et de l'algidité (ces troubles disparaissent sous l'influence du traitement symptomatique).

Néanmoins, le médicament a été absorbé, a traversé le système porte et s'est éliminé par les reins, car nous retrouvons, d'une façon indéniable, la coloration violet améthyste par le perchlorure de fer.

Un peu de liquide ascitique, retiré avec une seringue hypodermique, ne donne pas la même réaction, soit que l'élimination du composé salicylé ne se fasse pas dans le péritoine, soit que la précipitation de l'albumine entrave la réaction colorée.

Dans les deux cas, il semblerait difficile d'expliquer comment le liquide intestinal chargé soit de bleu de méthylène, soit de salicycate de soude, absorbés par la veine porte, ne laisse pas échapper une partie de ces principes dans la cavité péritonéale. Il faut donc ou que l'absorption de ces principes ne se fasse pas dans la veine porte, ou que, par une sorte d'élection, la veine porte les retienne sans les laisser exsuder dans le liquide ascitique.

Rappelons ici que jamais le malade n'a eu ni ictère, ni acholie pigmentaire ; que l'analyse de son urine et de son liquide péritonéal ne dénote pas d'urobiline; que, par conséquent, l'intégrité de la fonction biligénique est complète.

Nous pouvons donc conclure que les reins sont perméables et que le foie n'a de réelle insuffisance que dans sa fonction uréogénique. Ce fait, ajouté à d'autres, confirme notre conception de la cirrhose lente du foie, comme étant un processus qui diminue sans l'annihiler le fonctionnement de cet organe dans ses attributions multiples.

ETIOLOGIE ET PATHOGENIE

Au point de vue de l'origine de l'affection, trois hypothèses surgissent dans l'esprit, évoquées par les antécédents du malade.

Mingeaud a fait son service militaire comme engagé au 2e chasseurs d'Afrique. Trois ans après son arrivée au corps, en 1865, à l'âge de 24 ans, il contracte une fièvre intermittente à Rélizane, province d'Oran, arrosée et infectée par la Mina. C'était même cet oued qui fournissait les eaux de boisson, naturellement sans aucune filtration efficace préalable. Le type de la fièvre intermittente contractée paraît avoir été le type quotidien. A cette époque où Mingeaud faisait du paludisme en Afrique, cette affection, grâce à Maillot et à l'administration large du sulfate de quinine, avait déjà perdu de sa sévérité. Cependant le malade a fait des accès de fièvre pendant 19 mois environ qu'il passa à l'hôpital d'Oran, avec quelques très rares retours offensifs après cette période de continuité.

Il est réformé peu de temps après, gardant de son atteinte paludéenne, une splénomégalie très prononcée et de l'hydropéricarde, si l'on en croit son certificat de réforme.

Il y a donc lieu de se demander si la cirrhose n'est pas une suite éloignée de l'imprégnation paludéenne.

« L'impaludisme ne consiste pas en un accident morbide unique, en une maladie limitée étroitement dans le temps, dont le patient triomphe ou qui triomphe du patient. C'est une série d'épisodes d'aspects variés, unis par le lien causal, qui se succèdent interminablement l'un à l'autre. L'imprégnation de l'hématozoaire crée une véritable diathèse dont nous constatons les manifestations extérieures successives. La première manifestation constante (d'après certains auteurs) indique une atteinte légère du parasite dont le malade peut même se débarrasser spontanément en fuyant le sol léthifère : c'est la fièvre intermittente simple, maladie générale, superficielle, dont le génie spécial est précisément l'intermittence (impaludisme primaire, phase d'intoxication générale). Puis l'édifice globulaire détruit par le parasite, ce sont les formes graves et continues dont le type est la plus sévère fièvre des tropiques : la fièvre bilieuse hématurique.

Que l'organisme présente un point de moindre résistance, là se portera tout l'effort de la maladie et la scène se terminera par l'accès pernicieux (impaludisme secondaire, phase de localisation). Si l'impaludé survit à l'état aigu, il n'en est point encore quitte avec la diathèse. Si l'agent morbide même disparaît, il peut laisser après lui des lésions organiques qui amènent la mort (impaludisme tertiaire sclérosant, accidents parapaludiques). » (Leçons de pathologie exotique, inédites, par le Docteur Gueit, professeur à l'Ecole de médecine navale de Toulon.)

En l'espèce, peut-on avancer que la cirrhose hépatique de Mingeaud est due à l'imprégnation ayant évolué lentement, si bien que l'origine remonte pour ainsi dire à la nuit des temps, et que le lien de causalité est difficile à établir ? Ce qui militerait en faveur de cette opinion, c'est qu'ainsi que l'a démontré Lancereaux, le paludisme chronique est essentiellement sclérosant. Le professeur de Paris a notamment cité des cas d'anévrysme aortique dus à l'affection paludéenne, avec disparition des tissus nobles de l'artère et remplacement par des formations fibreuses. Il dit même en termes presque formels, que le chapitre des affections parapaludiques dues à la sclérose « est toujours ouvert ».

La rate hypertrophiée en gâteau débordant de sa loge et descendant presque dans la fosse iliaque serait un argument en faveur d'une origine paludique, si nous ne savions que dans presque toutes les affections où le foie est intéressé, il y a retentissement sur l'organe splénique. Mais dans les affections paludéennes, il y a presque toujours une hépatite aiguë ou chronique, la dernière n'étant autre chose que la cirrhose du foie. On comprend facilement la pathogénie de cette affection. Le foie est, en effèt, un organe de désintégration globulaire qui fonctionne d'une façon anormale, en cas de paludisme. Kelsch et Kiener ont démontré dans leur Traité classique de pathologie exotique qu'il y a constamment, dans les cas de paludisme, un engorgement des cellules hépatiques, soit par un pigment ocre, ferrugineux, dont l'origine et l'évolution chimiques ne sont pas nettement établies ; soit par un pigment noir qui, lui, paraît bien être un produit de formation de l'hématozoaire. Il n'y a donc rien d'étonnant à ce que ces produits étrangers, irritants, n'amènent dans le foie une prolifération embryonnaire et une néoformation de tissu fibreux.

La sclérose hépatique paludéenne est donc une conséquence éventuelle fréquente de l'infection malarienne.

Cependant, nous ne pensons pas que l'on puisse faire remonter à cette cause la cirrhose de notre malade. Pour si lente, en effet, que soit l'évolution des affections parapaludiques, cependant la durée de la maladie de Mingeaud excède la longueur ordinaire de ces cachexies : contracté en 1865, le paludisme cesse complètement deux ans après, et l'ascite n'apparaît qu'en 1900, c'est-à-dire quelque quarante ans après, sans retour offensif du mal.

Il semble donc que le paludisme primaire, n'ayant point été

trop sévère, le malade s'en soit débarrassé définitivement et par la médication adéquate et par le retour dans la mère patrie.

D'ailleurs, pour se reconnaître dans la série des accidents qui découlent du paludisme, il y a toujours un fil ténu, il est vrai, une suite de petits phénomènes, qu'il nous a été impossible de retrouver malgré un interrogatoire détaillé du malade.

Donc, une faille, un hiatus, entre le paludisme contracté en Algérie et la cirrhose déclarée en France.

Nous pouvons ajouter ce fait, c'est que l'examen du sang du malade (voir l'analyse leucocytaire de ce sang) ne nous a révélé aucune forme de l'hématozoaire de Laveran, malgré la vitalité et la persistance de ce parasite, que l'on finit presque toujours par retrouver dans les formes les plus lentes de la cirrhose paludéenne.

On pourrait songer à imputer au cœur la lésion hépatique. Mais aucun des signes cardiaques signalés jusqu'à ce jour, comme pouvant provoquer le processus cirrhotique n'existe chez notre malade. Il a bien eu, il y a quarante ans, un hydropéricarde, phénomène probablement secondaire dont il lui reste actuellement des signes manifestes, mais il n'a ni lésions valvulaires, ni symphyse du péricarde (Hayem et Tissier, 1889), ni symphyse péricardo-périhépatique (A. Gilbert et M. Garnier) toutes affections que l'histoire des maladies du foie nous donne comme capables d'engendrer la cirrhose.

Le terrain ainsi déblayé, le paludisme et l'hydropéricarde écartés, nous trouvons facilement, dans l'histoire du malade, la cause de la sclérose hépatique. Nous avons affaire à un cas de cirrhose par intoxication vinique. Nous disons « vinique» et non point alcoolique, rattachant ainsi notre cas à la théorie de Lancereaux.

Mingeaud nous avoue avoir fait un abus du vin comme boisson entre les repas, mais en excusant cette intempérance qui n'est jamais allée jusqu'à l'ivresse et en invoquant la profession particulièrement assoiffante qu'il exerçait.

Après sa libération des chasseurs d'Afrique, Mingeaud est venu exercer en France la profession de porteur de blé. Cette profession, qui nécessitait des muscles d'Hercule, se passait de père en fils, et les porteurs formaient ainsi une sorte de corporation fermée, après l'abolition des « jurandes et maîtrises », avant leur rénovation par les syndicats modernes. Le métier était des plus pénibles : décharger sur les quais de Toulon les blés apportés de Russie, les vanner, les ensacher et les porter jusqu'aux charrettes stationnées dans les rues voisines ; toutes ces opérations faites au grand soleil du Midi ! Un souvenir immortel de cette intéressante corporation nous est transmis par les Cariatides de Puget. Le sculpteur a pris sur le vif et n'a eu qu'à fixer dans le marbre les attitudes de ces portefaix tendant leurs muscles et pliant sous la lourde charge qui les écrasait.

La profession était d'ailleurs lucrative, car pour transporter une balle de blé sur un court espace, le portefaix avait droit à deux sous, qu'il allait prendre lui-même à une série de décimes rangés sur une dalle du quai comme les boules d'un abaque. Inutile de dire que souvent les dix centimes gagnés se muaient rapidement en quelques verres de vin. C'est ce que nous avoue Mingeaud en nous faisant l'histoire de sa vie.

A cette époque préphylloxérique, le vin était à donation et les boissons alcooliques n'avaient heureusement point encore exercé leurs ravages sur les classes ouvrières. Mais le vin, pris en excès, pour être moins nocif, n'en est pas moins agressif pour l'économie, avec une élection particulière pour le foie. Lancereaux a incriminé particulièrement dans sa théorie non point l'alcool, mais le sulfate de potasse et il semble que le cas actuel, qui a la netteté d'une expérience, lui donne raison. Au temps qui nous occupe, la presque totalité du vin consommé à Toulon était fournie par le riche vignoble du plan de la Garde. Ce vin, peu alcoolique, haut en couleur, le violet tendant à l'améthyste, était toujours largement plâtré, d'autant qu'aucune loi ne défendait cette pratique. La double décomposition s'opérait déjà dans les cuves et dans les tonneaux : du tartrate de chaux se déposait, et du sulfate de potasse restait dans la liqueur. Il nous semble voir avec les yeux de l'esprit cette solution saline pénétrant dans la veine porte, lessivant le foie, amenant l'irritation des espaces portes et la sclérose multilobulaire portale consécutive dont nous constatons aujourd'hui les effets. L'alcool des 3 ou 4 litres de vin absorbés journellement était brûlée par l'énergie musculaire dépensée. Il n'a laissé pour ainsi dire aucune trace dans l'économie ; tout est indemne chez Mingeaud, sauf le foie que cette irritation faible mais répétée d'un sel peu tonique a lentement amené à la dégénérescence fibreuse. En effet : « Une dose forte et unique du poison, dit Chauffard, tue la cellule hépatique ; de petites doses longtemps répétées la laissent vivre, mais retentissent sur les parois vasculaires et le stroma conjonctif, sous forme d'hépatite interstitielle plus ou moins intense et diffuse, ou même de véritable sclérose. »

Il nous faut maintenant examiner les conditions génératrices de l'ascite cirrhotique, et il faut avouer que cette question, qui se pose depuis longtemps, n'a été résolue ni par la clinique ni par l'expérimentation. On sait que la sclérose du foie produit l'ascite ; mais entre ces deux chaînons extrêmes, dégénérescence hépatique, épanchement péritonéal, les chaînons intermédiaires sont inconnus. Il n'est pas de théorie qui n'offre un point faible.

Une théorie simpliste admet que l'arbre portal comprimé dans le foie par la prolifération fibreuse et oblitéré par des thromboses, produit une stase, une turgescence de tout le système porte et l'exsudation séreuse péritonéale qui s'ensuit, comme se fait un œdème dans le tissu cellulaire de la jambe lorsque les veines principales sont obstruées. La barrure fibreuse forme comme un batardeau sur le courant portal, déterminant en amont une inondation. Mais une foule d'objections vient à l'encontre de cette théorie pourtant attrayante.

D'abord, on constate quelquefois l'ascite au début même des cirrhoses, alors que l'obstruction des vaisseaux intra-hépatiques n'existe pas encore. Des injections colorées pratiquées par la veine porte ont démontré la perméabilité du système depuis les espaces portes jusqu'à la veine intra-lobulaire et sus-hépatique. Au microscope d'ailleurs, on voit bien que les espaces portes, considérablement agrandis sont occupés par un tissu fibreux de nouvelle formation ; mais les veines ne sont pas toujours oblitérées par un processus d'endophlébite ni par des thromboses. Rien ne paraît donc s'opposer au cours du sang dans l'intérieur du filtre hépatique.

D'autre part, s'il y a un excès de pression dans le système porte en amont du foie, il est difficile d'expliquer que les fonctions d'absorption de ce système, par rapport au tractus intestinal, puissent s'accomplir ; cependant, à moins que les liquides élaborés par la digestion ne passént tous par le système chylifère (ce qui est loin d'être démontré), il faut bien admettre que les grande et petite mesaraïques continuent à puiser dans les liquides intestinaux. Donc, le même système veineux absorberait du côté intestin et exhalerait du côté péritoine, ce qui paraît en contradiction avec les lois de physique sur l'osmose.

Enfin, on a pu voir des cirrhoses du foie évoluer jusqu'au terme fatal sans produire la moindre ascite. C'est ce qui ressort des observations de Hanot et de Lécorché.

En face de la théorie mécanique s'élève la théorie inflammatoire, qui attribue l'ascite aux lésions péritonéales. A l'autopsie, on trouve souvent, en effet, associées à la cirrhose hépatique, des lésions de périhépatite et des lésions péritonéales.

De plus, Leudet a décrit chez les alcooliques (et beaucoup de cirrhoses le sont) des péritonites chroniques qui évoluent en même temps que les lésions cirrhotiques du foie et se traduisent tôt ou tard par une ascite abondante.

Tout en admettant ces interprétations qui mettent en évidence le rôle du péritoine dans la production de l'ascite, M. Dieulafoy en propose une autre : il se demande « si l'ascite chez les cirrhotiques ne tient pas également à des lésions intéressant directement les origines mésentériques et péritonéales de la veine porte. » Sans être absolument affirmatif, il déclare que « peut-être l'inflammation veineuse systématique qui domine le processus de la cirrhose atrophique frappe le système porte aussi bien dans ses branches d'origine (rameaux extra-hépatiques), que dans ses branches de terminaison (rameaux intra-hépatiques).

TRAITEMENT

Durant les cinq années que Mingeaud vient de passer à l'hôpital, il a été un champ d'expériences constant et docile pour les nombreux cliniciens qu'il a vu défiler devant son lit. Il a subi petit à petit tous les modes de traitement. De leur nombre, on peut conclure à leur inefficacité, et les relater c'est faire l'histoire du traitement de la cirrhose atrophique.

I. — Traitement médical

S'appuyant sur l'adage : *ablata causa, tollitur effectus*, on a tout d'abord supprimé l'alcool et le vin. Mais ici le principe se trouve en défaut, car la suppression complète du vin ou de l'alcool n'enraye pas la marche de la maladie. Une fois le tissu fibroïde formé dans les espaces portes, on le voit évoluer, lentement peut-être, et parfois avec des rémissions, jusqu'à l'atrophie et l'annihilation fonctionnelle de l'organe. C'est dans l'espoir d'une de ces rémissions qu'il faut supprimer l'agent nuisible, qui, par ailleurs, pourrait amener d'autres désordres, notamment dans le cœur et les vaisseaux, aussi bien que dans le système nerveux, et aggraverait ainsi l'affection hépatique.

Devant l'impuissance du traitement pathogénique, nous en sommes réduit à soulager le foie dégénéré ou à suppléer à ses fonctions. Dans cet ordre d'idées, la première indication nous est fournie par le rôle défensif du foie vis-à-vis des toxines alimentaires. Il est prouvé, en effet, depuis les travaux de Roger et Charrin, que cet organe arrête et transforme les produits nocifs absorbés dans l'intestin par le système porte. Dans le cas de cirrhose, il est indiqué d'essayer de neutraliser sur place ces produits nocifs, puisqu'on ne peut compter sur une modification dans la trame hépatique. Malheureusement on est revenu sur l'activité des désinfectants intestinaux (naphtaline, naphtol, benzo-naphtol, salol, charbon, etc.), qui masquent souvent l'odeur des matières fécales, mais ne paraissent pas en atténuer considérablement la nocivité. Dans tous les cas d'insuffisance, et pour le cas qui nous occupe, d'insuffisance hépatique, le meilleur procédé consiste dans l'administration fréquente de purgatifs qui expulsent les résidus intestinaux, et la prescription constante du régime lacto-végétarien, et même lacté exclusif, qui réduit à un minimum la production de poisons autogènes intestinaux. Parmi les purgatifs, on emploie de préférence les purgatifs salins ou encore la scammonée, la gomme-gutte et le jalap, dont on donne un cachet tous les huit jours. Quant au régime lacto-végétarien, nous n'insisterons pas sur ses détails pratiques.

Une autre indication des plus formelles, est d'évacuer par tous les émonctoires les poisons divers de l'organisme. Malheureusement, l'indication est plus facile à poser qu'à réaliser. Il ne faut pas trop compter sur la sudation pour débarrasser l'économie des produits toxiques qu'elle engendre. Des injections de pilocarpine répétées pendant huit jours n'ont retardé que de deux jours l'évacuation de l'ascite sur la dernière ponction et ont diminué, en revanche, la quantité journalière d'urine de 50 grammes.

La sudation sèche tentée pendant une autre huitaine de jours, a donné des résultats semblables. Ce sont là des effets négligeables, d'autant qu'il est prouvé que c'est surtout de l'eau à peine chargée de matières solubles, qui est éliminée par les glandes sudoripares.

Dans cet ordre d'idées, on pourrait aussi utiliser avec avantage les frictions sèches qui stimulent les fonctions de la peau.

Ce que l'on doit donc surtout viser, c'est augmenter l'urination pour expulser au dehors les matières solubles usées et pour résorber, si possible, le liquide épanché dans la cavité péritonéale. On peut dire que tous les moyens, tous les médicaments ont été essayés par tous les médecins pour réaliser cette indication, et ce, sans grand succès. On n'a qu'à se reporter à l'observation de Mingeaud pour constater que l'on a pour ainsi dire épuisé la gamme des diurétiques. Dès les premiers temps, la feuille clinique dénonce une oligurie excessive. Il n'a pas été rare, en effet, d'y relever des quantités journalières d'urine atteignant à peine 200 grammes ; et l'analyse a démontré que ces urines n'étaient pas suffisamment chargées d'urée pour compenser la minime excrétion du liquide.

Tour à tour, et alternativement ont été administrés : la digitale (0,30 centigrammes de poudre de feuilles) ; l'extrait de muguet (1 gramme) ; la strychnine (0,004 milligr.) ; la caféine (0,30 centigrammes) ; la lactose (100 grammes) ; la théobromine (3 grammes); l'urée (15 grammes); les tisanes diurétiques (chiendent nitré, queues de cerises) ; le nitrate de potasse (2 grammes) ; la potion de Millard. Aucun de ces remèdes n'a donné de succès durable. Notons que c'est à la théobromine que l'on a dû le résultat le plus favorable : pendant les quatre premiers jours de son administration, la quantité d'urine est allée en progressant et a atteint le chiffre de 1100 grammes ; tandis que parallèlement, la paracentèse était retardée de six jours sur la précédente. Mais l'amélioration ne s'est pas maintenue et la quantité d'urine est redescendue à son taux accoutumé.

Utilisant leur pouvoir diurétique, on a fait usage des lavements froids à 18°. On observe à leur suite une sécrétion abondante de bile, une crise polyurique et azoturique.

Parmi les diurétiques, on peut ranger le raisin, qui agit par son sucre. M. Gaucher, le premier, ordonna la cure de raisin chez un malade atteint de cirrhose avec ascite considérable, et vit s'établir une diurèse et une diarrhée abondantes qui amenèrent rapidement une amélioration sensible. Mais de ce cas isolé on ne peut pas tirer une règle absolue.

On a également essayé le traitement par les alcalins ; ici comme ailleurs résultat fugace.

Devant cette impuissance des diurétiques employés, et en face du symptôme capital, l'ascite, il y avait lieu d'instituer le traitement récent de Widal, la déchloruration. Il est vrai que la déchloruration est surtout efficace dans les cas de mal de Bright avec œdème généralisé, et agit moins bien dans toutes les autres maladies hydropiques, quand la sérosité est collectée dans les grandes séreuses. Chauffard prétend même que « si le régime déchloruré agit favorablement sur les œdèmes des jambes, ainsi que l'ont démontré MM. Widal et Achard, il est inefficace contre les ascites. » Vaquez justifie pourtant son application en disant « qu'il est une transition utile entre le régime lacté et l'alimentation normale. » Cependant, encouragés par une observation de pleurésie guérie rapidement par ce procédé dans la salle, nous avons appliqué le traitement au cas Mingeaud.

A ce propos, nous ferons remarquer combien il est difficile en province d'instituer un régime de ce genre, d'autant que l'élément principal, le pain, renferme une proportion considérable de sel. D'après un article de vulgarisation, on ne mettrait pas moins de 5 à 600 grammes de sel par 157 kilogs de farine, cela au moment du pétrissage. Il faudrait donc que l'usage du pain déchloruré prenne une grande extension, comme celui du pain de gluten, pour que les boulangers se livrent à sa fabrication. A défaut de pain, il faut donc s'adresser aux aliments dont la teneur en chlorure de sodium est minima.

Voici le régime que prescrit Chauffard :

150 grammes de viande
350 — — pommes de terre
80 — — beurre
50 — — biscuits
1500 — — tisane de fleurs de sureau additionnée de
50 — — lactose.

La question intéressante qui se pose pour le médecin au sujet du mode d'action de ce régime n'est point encore résolue. Plusieurs théories ont été esquissées et aucune ne nous satisfait complètement. Cependant celle qui paraît plausible, c'est que le chlorure de sodium dissout dans les humeurs de l'économie, en augmente le pouvoir osmotique : donc ces humeurs attirent à elles et retiennent l'eau qui constitue les 85 p. 100 de la composition chimique des organes du corps humain. Que la teneur en chlorure de sodium vienne à diminuer, les liquides organiques auront plus de fluidité et s'échapperont plus facilement par les émonctoires, notamment par le filtre rénal.

Quoi qu'il en soit de cette théorie que nous ne faisons qu'ébaucher, Mingeaud, ainsi qu'il appert de l'observation, paraît avoir ressenti les effets de la cure de déchloruration, suivie dans toute sa rigueur. Au début du traitement, nous avons vu les urines augmenter sensiblement, et l'épanchement ascitique s'effectuer moins rapidement, nécessitant ainsi des ponctions de plus en plus éloignées. Mais au bout de peu de jours, les choses sont revenues à l'état primitif : le taux de la sécrétion urinaire a diminué ; l'ascite s'est reproduite aussi rapidement qu'avant le traitement, sans que nous ayons pu nous rendre compte des raisons de cette rechute.

En dehors de ces moyens, on en a essayé une foule d'autres pour leurs différentes propriétés : l'iodure de potassium a été donné à la dose de 0,50 centigrammes par jour, dans le but de combattre le processus de sclérose. Concurremment avec son emploi, les médecins anglais prescrivent le calomel à petites doses (0,01 centigrammes à 0,02 centigrammes par jour). M. Gilbert a vu deux cirrhotiques s'améliorer sous l'influence de cette médication.

L'opothérapie hépatique a été aussi tentée : M. Hirtz a présenté à la Société de thérapeutique, le 22 juin dernier, un malade qui a été considérablement amélioré par ce mode de traitement. A son entrée à l'hôpital, il était atteint d'œdème et d'une ascite abondante. Le foie est petit, la rate volumineuse, la circulation collatérale très développée. On mit le malade au régime lacté, on lui donna 120 grammes de foie frais de porc, délayé dans du bouillon. Une ponction donne quatre litres de liquide ; en outre, enfin, celui-ci continua à sourdre par la plaie pendant quelques jours. Rapidement les urines augmentèrent de 400 grammes à 2500 et 3000 grammes, signe de grande valeur pour le pronostic. Peu à peu, l'ascite, l'œdème et la circulation collatérale disparurent.

L'auteur fait remarquer que les résultats ne sont pas toujours aussi bons, et M. Gilbert nous met en garde contre les illusions qu'on pourrait avoir sur cette médication, qui est avant tout celle des petites insuffisances hépatiques, des troubles fonctionnels plutôt que des lésions anatomiques.

Mêmes réserves pour le traitement par l'électricité. Solfanelli, sous le conseil de Tripier, paraît être le premier à avoir employé la faradisation contre l'ascite. Depuis, on a cité plusieurs succès dus à ce traitement. Mais on ne connaît pas son mode d'action et les indications n'en sont pas encore déterminées.

Nous n'insisterons pas sur l'hydrothérapie locale au moyen

de douches sur la région hépatique : elles ne sont réellement utiles que dans la cirrhose paludéenne, et peuvent d'autre part, quand elles sont maniées sans prudence, produire une poussée de périhépatite.

Quant au traitement local par les ventouses sèches, les pointes de feu, les vésicatoires et les cautères suppurés, préconisé par Dujardin-Beaumetz, aucun praticien n'a eu le courage de le tirer de l'oubli.

Notre malade a subi patiemment plusieurs de ces modes de traitement sans en retirer un grand profit. C'est à peine si à chaque médication la quantité d'urine augmentait légèrement, et la date de la ponction était reculée de quelques jours : simple bénéfice de l'innovation.

II. — Traitement chirurgical

Le traitement chirurgical s'est surtout attaqué à l'ascite, puisque son épuisement constitue le seul symptôme de guérison apparente, et, puisqu'il est impossible de l'évacuer par les moyens médicamenteux, il est très légitime de recourir aux moyens chirurgicaux, ne serait-ce qu'à titre de palliatifs.

Il en est un connu et employé depuis longtemps et dont on a largement usé dans le cas Mingeaud, c'est la paracentèse. Après avoir fait l'asepsie de la région par le savonnage, le brossage, l'alcool et l'éther, on fait la ponction au lieu d'élection, c'est-à-dire vers le milieu d'une ligne allant de l'ombilic à l'épine iliaque antéro-supérieure, et de préférence avec un petit trocart préalablement stérilisé. Il est curieux de remarquer que malgré le grand nombre des ponctions que l'on a pratiquées sur notre sujet, il n'y a jamais eu d'accidents, ni syncope, ni phénomènes de péritonite, ni érysipèle. C'est à peine si quelques fois on a pu constater un peu de rougeur autour de l'orifice cutané de la plaie ; cette inflammation a d'ailleurs toujours guéri spontanément.

Une autre idée qui a surgi, il y a longtemps, dans l'esprit des médecins, surtout quand ils avaient foi à l'existence d'une ascite essentielle, a été, si j'ose m'exprimer ainsi, de « bloquer » les voies d'exsudation en supprimant la cavité péritonéale. On est arrivé à ce résultat pour d'autres séreuses, moins importantes il est vrai, notamment la vaginale, en déterminant une exsudation plastique à l'aide d'irritants aseptiques, et par conséquent non pyogènes (teinture d'iode, nitrate d'argent). C'est le vieux procédé de guérison de l'hydrocèle par l'injection de teinture iodo-iodurée, qui n'a été remplacé que récemment par la cure radicale. Le même moyen a été préconisé par Boinet contre l'hydropisie péritonéale. Il est même probable que ce traitement, qui a été employé pendant une certaine période, a dû donner quelques succès.

C'est moins pour oblitérer la cavité péritonéale que pour fournir une des branches de dérivation de la veine porte obstruée dans le foie cirrhotique, qu'a été imaginée par Talma, l'opération que l'on a appelée « omentopexie ». L'idée est tout entière d'origine médicale. C'est M. le professeur S. Talma (d'Utrecht) qui proposa le premier la fixation opératoire de l'épiploon à la paroi, et ce fut sous son inspiration qu'elle fut pratiquée pour la première fois par Van der Meulen, en 1889, la deuxième fois par Schelkly, en 1891, puis modifiée par le docteur Schiassi en 1901. Le médecin hollandais ayant remarqué que la circulation porte était suppléée, en cas de cirrhose, par une circulation veineuse des parois abdominales donnant l'aspect d'une tête de Méduse, a imaginé de créer cette circulation dérivée en jetant pour ainsi dire des ponts vasculaires entre la paroi abdominale d'une part, l'épiploon et la surface des grands viscères sus-ombilicaux d'autre part. Les vaisseaux de la paroi abdominale ayant leur aboutissant naturel

BIBLIOGRAPHIE

ACHARD ET PAISSEAU. — La rétention de l'urée dans l'organisme malade. *Sem. méd.*, 6 septembre 1904.

Bulletin du laboratoire Chaix, octobre 1904.

CASTAIGNE (J.). — L'épreuve de la glycosurie alimentaire. *Gaz. des hôp.*, 1899.

CHARCOT, BOUCHARD ET BRISSAUD. — Traité de médecine.

CHAUFFARD. — Formes cliniques des cirrhoses du foie. Rapport au Congrès de Moscou, août 1897. *Sem. méd.*, 1897, p. 339.

— Pathogénie des maladies du foie. (Pathologie générale de Bouchard, t. V.)

CLAUDE (H.). — Des lésions du foie et des reins déterminées par certaines toxines. Thèse de Paris, 1897.

DIEULAFOY. — Traité de pathologie interne.

HANOT ET GILBERT. — Cités dans la clinique thérapeutique de Gaston Lyon.

LANCEREAUX. — Etiologie de la cirrhose des buveurs. Académie de médecine, séance du 7 septembre 1897. *Sem. méd.*, 1897, p. 330.

LÉCORCHÉ. — Etudes médicales. Paris, 1881, p. 213.

LEJARS. — Chirurgie des grosses ascites. *Sem. méd.*, 25 mars 1903.

LEUDET. — *Gaz. hebdomad.*, 1879, et *Clin. méd.*, p. 547.

SCHIASSI (de Bologne). — La dérivation chirurgicale du sang de la veine porte. *Sem. méd.*, 1901, p. 145, 146.

— Le développement d'une double circulation complémentaire dans le traitement de quelques maladies hépato-spléniques. *Sem. méd.*, 27 mai 1903.

VIDAL. — De l'anastomose porto-cave dans le traitement des ascites. *Sem. méd.*, 28 octobre 1903, p. 351.

www.ingramcontent.com/pod-product-compliance
Lightning Source LLC
LaVergne TN
LVHW052013160826
845678LV00003B/1037
9782329658797